Osez le jeûne intermittent

Changez votre vie et restez jeunes
grâce au FASTING !

SARAH ACHICH / SAMI AGDACH

Avertissement
Bien que les auteurs soient pharmaciens, toute personne voulant se lancer dans le jeûne intermittent doit d'abord consulter son médecin traitant.

TABLE DES MATIÈRES

PRELUDE

De tout temps, la santé de l'Homme a toujours été l'un des sujets phares et l'une des plus grandes préoccupations à travers le monde et c'est plutôt rassurant.

L'espérance de vie ne cesse d'augmenter au fil des ans mais, paradoxalement, avec l'explosion et l'expansion du phénomène de consommation, l'Homme n'a jamais été en si mauvaise santé.

Selon l'organisation mondiale de la santé, le nombre de personnes atteintes de diabète à travers le monde est passé de 108 millions à 422 millions en même pas 40 ans.

Les maladies cardio-vasculaires sont la première cause de mortalité dans le monde. Toujours d'après l'OMS, on estime à 17,7 millions le nombre de décès imputables aux maladies cardio-vasculaires, soit 31% de la mortalité mondiale totale.

Toujours mondialement, le nombre de cas d'obésité a presque triplé depuis 1975 !

Plus de deux milliard d'adultes – personnes de 18 ans et plus – sont en surpoids, dont plus de 650 millions sont obèses. La grande partie de la population mondiale vit dans des pays où le surpoids et l'obésité sont plus mortels que l'insuffisance pondérale.

En France cette fois-ci, un français sur cinq a un excès en cholestérol et sept millions de personnes sont en traitement.

Vous l'avez donc compris : l'état de santé de l'Homme est préoccupant malgré les efforts fournis par tous les professionnels de santé et les nombreux régimes qui ont vu le jour ces dernières années.

Cependant, un nouveau mode alimentaire, différent de celui que l'on nous a inculqué durant des années, est en train d'émerger et de changer la vie de millions de personnes à travers le monde : le jeûne intermittent.

Il y a quelques années, personne n'aurait parié sur l'apparition d'un tel phénomène et surtout sur ses nombreux bienfaits. Qui aurait cru que jeûner était synonyme de bonne santé ? Dans cet ouvrage on va vous expliquer que c'est bel et bien possible et que le jeûne intermittent représente à la fois le présent et l'avenir.

Si vous souhaitez vous maintenir en forme, perdre du poids (mais pas que !), prévenir les maladies citées précédemment et tout simplement rester jeunes et en excellente santé alors ce livre sera votre allié.

Dans ce livre, on va tout d'abord vous fournir quelques explications concernant le jeûne, son histoire et sa façon de fonctionner sur notre corps.

Ensuite on va vous expliquer les différentes variantes de jeûne intermittent, notamment le Fasting, ainsi que ses nombreux bienfaits. On va également vous donner quelques conseils quant aux aliments et aux boissons à privilégier pour jeûner dans de bonnes conditions et pour rester motivés.

ACTE 1

GENERALITES

1 Définition du JI

Tout d'abord, avant d'entrer dans le vif du sujet, le terme « jeûner » correspond à la privation volontaire ou non de nourriture et, dans certain cas, de boisson. Il s'agit d'une abstention d'aliments nutritifs solides et/ou liquides.

Le jeûne intermittent consiste à alterner entre des périodes de jeûne plus ou moins longues et des périodes d'alimentation. Ces périodes diffèrent en fonction des types de jeûne intermittent que l'on va décrire un peu plus tard. En effet, il existe plusieurs types de jeûne intermittent dont le plus célèbre et le plus pratiqué est le Fasting ou jeûne intermittent 16 :8.

De nombreuses confusions sont faites entre le Fasting et le jeûne intermittent, il faut donc rappeler qu'en français le Fasting n'est pas une traduction du jeûne intermittent mais plutôt l'un des types correspondant à cette habitude alimentaire.

Lorsque vous entendrez parler de Fasting, vous saurez alors que l'on parle du jeûne intermittent 16 :8 et non pas du jeûne intermittent en général.

Le jeûne intermittent ne correspond pas à un "régime classique". Il ne décrit pas les aliments à proscrire ou à prescrire ni d'ailleurs les quantités.

Il s'agit avant tout d'une habitude alimentaire n'ayant pas pour objectif la restriction ou la privation d'aliments et qui consiste à manger sur une certaine fenêtre de temps et donc à s'abstenir volontairement de manger pendant une certaine période restreinte.

C'est justement cette alternance entre la période de jeûne et celle d'alimentation qui a pour conséquence l'activation du processus de perte de poids et certainement pas le fait de manger moins.

Pratiqué surtout pour la perte de poids, de nombreuses études et expériences scientifiques mettent en lumière les nombreux autres bienfaits du jeûne intermittent par rapport, notamment, à une régulation de la sécrétion d'hormones comme l'insuline. Ça serait donc dommage de ne se concentrer que sur la seule perte de poids alors que les autres avantages, que l'on va décrire dans ce livre, sont aussi vitaux.

2 Un peu d'histoire

Rien ne vaut un petit coup d'œil dans le rétroviseur pour bien s'imprégner du sujet. Remontons un peu (beaucoup) le temps !

Dans l'Antiquité, le jeûne avait pour principal objectif une quête de spiritualité et de purification de l'organisme et de l'esprit.

Les adeptes du jeûne, indépendamment de leur croyance religieuse (juive, orthodoxe, musulmane ou catholique), trouvaient en cette pratique une auto-guérison par la détoxication de l'organisme, mais aussi, un moyen de se rapprocher de Dieu, de reconnaître leurs péchés, de les confesser et de s'en libérer, mais aussi de se purifier.

Réputé pour ses nombreux bienfaits sur la santé de l'Homme, le jeûne a ainsi inspiré des professionnels de santé qui en ont fait un outil indispensable dans leurs pratiques de purification de l'organisme. Une large diffusion au grand public s'en est alors suivie.

Aujourd'hui, de nombreux médecins préconisent le jeûne pour soigner certaines affections comme le diabète, les inflammations, l'hypertension artérielle, et les rhumatismes et ceci grâce aux nombreux bienfaits que l'on va décrire dans ce livre.

Comme on l'a dit précédemment, l'histoire du jeûne remonte à l'antiquité et est intimement liée aux différentes pratiques religieuses qui lui confèrent de nombreuses vertus.

Le Jeûne dans l'Islam

Le jeûne constitue pour les musulmans le quatrième pilier de l'Islam et est un devoir pour tout croyant.

L'abstinence concerne non seulement la nourriture et la boisson du lever au coucher du soleil, mais il est également proscrit de fumer et d'entretenir tout rapport sexuel durant cette même période.

Cette pratique permet ainsi aux musulmans de se recueillir, de se purifier l'âme et le corps mais surtout de partager la situation des nécessiteux.

Le Jeûne chrétien

D'après les croyances chrétiennes, le jeûne puise ses origines dans la Bible qui y fait référence en le présentant comme nécessaire pour implorer le pardon divin lors d'une catastrophe ou d'une crise.

Ce phénomène s'est ensuite étendu aux catholiques qui ont mis en place la pratique d'un jeûne le mercredi et le vendredi, pour vivre la passion du Christ.

Ce jeûne religieux s'est ensuite transformé en un jeûne de purification précédent le carême : le jeûne de quarante jours avant la célébration de la Pâques.

Le Jeûne bouddhiste

Chez les Bouddhistes, le jeûne n'a pas le même sens que pour les religions   citées   précédemment. Alors que les religions citées précédemment prônent l'abstinence, le jeûne bouddhiste impose, quant à lui, le respect du précepte selon lequel il est interdit de détruire toute existence, aussi petite soit-elle.

Ce type de jeûne commence lors de la saison des pluies qui s'étend sur trois mois, et se termine avec elle. Elle oblige les moines à rester dans leurs monastères, les empêchant ainsi de se déplacer pour les prêches et surtout de porter atteinte aux nouvelles vies qui prendraient corps lors de cette période.

3 Mécanisme d'action du jeûne intermittent

Pour que vous vous appropriez encore plus le sujet, on a estimé qu'il était nécessaire de décrire, d'une manière simple mais complète, le mode d'action du jeûne intermittent afin de mieux comprendre les bienfaits, notamment la perte de graisse, que l'on va décrire plus tard.

Il s'agit tout d'abord de comprendre la différence entre un organisme à jeun et un organisme en phase d'alimentation.

L'organisme est en phase d'alimentation lorsqu'il est en phase de digestion et d'absorption des aliments. Cette phase débute lorsque vous commencez à manger et dure de trois à cinq heures selon l'organisme et les aliments ingérés. Lorsque l'organisme est en phase d'alimentation, il brûle difficilement de la graisse étant donné que les taux d'insuline sont élevés.

Après cette phase d'alimentation, l'organisme passe par une étape intermédiaire que l'on pourrait qualifier de « post-absorption », il s'agit d'une phase pendant laquelle le corps ne « traite » aucun aliment. Elle s'achève généralement entre huit à douze heures après la prise du dernier repas.

L'organisme entre enfin dans la phase de jeûne, douze heures après la prise du dernier repas. Lors de cette phase, contrairement à celle d'alimentation, l'organisme brûle facilement de la graisse en raison des faibles taux d'insuline. Durant le jeûne, le corps brûle des graisses jusqu'alors « inaccessibles » lors de la phase d'alimentation.

Si vous avez des habitudes alimentaires classiques votre organisme se retrouve donc très rarement en phase de jeûne puisqu'il y a rarement douze heures d'écart entre deux repas lorsque l'on en prend trois (petit-déjeuner, déjeuner, diner).

C'est précisément l'une des raisons pour lesquelles l'un des bienfaits les plus flagrants du jeûne intermittent est la perte de poids. Ainsi, le corps se retrouve toujours en état de jeûne à un certain moment de la journée et a donc tendance à brûler des graisses indépendamment de la façon de manger ou de la pratique sportive.

4 Mythe du petit déjeuner

Avant de se lancer définitivement dans l'étude du jeûne intermittent, il est primordial de préciser que tous les types de jeûnes intermittents engendrent presque automatiquement l'absence de petit déjeuner.

Autant vous dire que si vous faites partie des inconditionnels du petit déjeuner ce sera un peu compliqué pour vous.

On nous répète inlassablement que le petit déjeuner est primordial pour bénéficier d'énergie toute la journée et qu'il s'agit du repas le plus important.

En tant que pharmaciens et donc professionnels de la santé, nous vous donnons quelques conseils et idées pour que vous puissiez franchir le pas l'esprit tranquille.

Écoutez votre corps

Il faut que vous écoutiez votre corps quelque-soit le moment de la journée et encore plus spécialement le matin. Ça ne sert strictement à rien de vous forcer à prendre un petit déjeuner si vous n'en avez pas envie. A part vous dégoûter, rien du tout. Si vous lisez quelques témoignages sur le net ou même des gens de votre entourage, vous constaterez que pas mal de personnes ne prennent le petit-déjeuner que pour avoir bonne conscience.

Il est bien plus crucial d'écouter votre corps au lieu de s'habituer à un rythme qui ne lui correspond pas forcément.

Un petit déjeuner très...sucré !

En France, un petit déjeuner moyen est composé de pain (blanc qui plus est !), de chocolat à tartiner, de viennoiseries, de gâteaux sucrés, de jus de fruits en bouteille ou encore de céréales industrielles.

Un petit déjeuner de la sorte ne permet pas de tenir toute une matinée et surtout fatigue l'organisme en plein milieu de matinée.

Ce phénomène s'explique par l'indice glycémique élevé des aliments qui le composent. La conséquence est que vous aurez un immense pic de glycémie vers huit heures qui retombera brutalement deux heures plus tard.

Le petit déjeuner ne répond donc pas forcément à tous les besoins en aliments, il vaut donc mieux s'en abstenir plutôt que de manger des aliments très peu qualitatifs.

Vous diminuez votre consommation de sucre !

Comme on l'a dit précédemment, le petit déjeuner est généralement un repas riche en sucres. Les aliments que l'on a cités ne sont en général pas consommés lors des autres repas.

Ne pas prendre de petit déjeuner vous permettra donc de diminuer votre consommation en glucoses et donc limitera les risques de diabète ou d'autres pathologies liées.

Vous mettrez le paquet au déjeuner !

Si vous ne prenez pas de petit déjeuner cela vous permettra de prendre un diner mais surtout un déjeuner plus consistant qu'habituellement et certainement moins calorique que si vous l'aviez combiné à un petit déjeuner.

Vous aurez alors des repas plus complets, qui vous feront plaisir.

Si vous choisissez de ne pas prendre de petit déjeuner, il ne faudra donc pas négliger le déjeuner pour ne pas craquer et tomber dans une frustration très souvent irréversible.

Enfin, concernant le risque de prise de poids que pourrait engendrer une absence de petit déjeuner, une récente étude australienne a démontré que rien ne prouve que le petit-déjeuner présente un intérêt dans la perte de poids.

Mais si toutefois vous n'êtes toujours pas convaincus de sauter le petit déjeuner, vous pourrez toujours le prendre un peu plus tard et, comme on le verra par la suite, vous pourrez organiser votre journée et vos horaires de jeûne à votre convenance.

Maintenant que l'on a défini le jeûne intermittent et que l'on a essayé de briser quelques barrières psychologiques plongeons à présent dans le monde merveilleux de cette habitude alimentaire pas comme les autres.

ACTE 2 LE MONDE FANTASTIQUE DU JEUNE INTERMITTENT

5 Différents types de jeûne intermittent

Vous avez sûrement déjà entendu parler de pas mal de formules de jeûne intermittent. Faisons un point sur les différents types et les différentes possibilités.

Le jeûne 16:8 ou Fasting

Appelé également Leangains, il fait partie des protocoles les plus connus pour commencer le jeûne intermittent.

Comme nous l'avons dit précédemment, il subsiste une confusion entre Fasting et jeûne intermittent. Vous le voyez donc, le Fasting est un type de jeûne intermittent et non le jeûne intermittent lui-même.

Cette sous-catégorie été rendue célèbre par Martin Berkhan (du site Leangains.com, d'où son nom) et consiste à jeûner sur une fenêtre de seize heures (période de jeûne) et à s'alimenter sur une fenêtre de huit heures (période d'alimentation).

En général, cela revient à sauter le petit-déjeuner (ou bien le diner) mais en réalité peu importe les horaires. Vous pouvez commencer à manger à huit heures et finir à seize heures comme vous pouvez manger entre quatorze heures et 22 heures. Ce qui compte vraiment c'est que ça n'impacte pas votre vie quotidienne. Par exemple, les personnes travaillant en entreprise auront plus tendance à commencer leur période d'alimentation à treize heures, lors du déjeuner et à l'achever à 21 heures, le petit déjeuner étant le repas le plus facile à sauter socialement parlant.

Voici un exemple de planning :

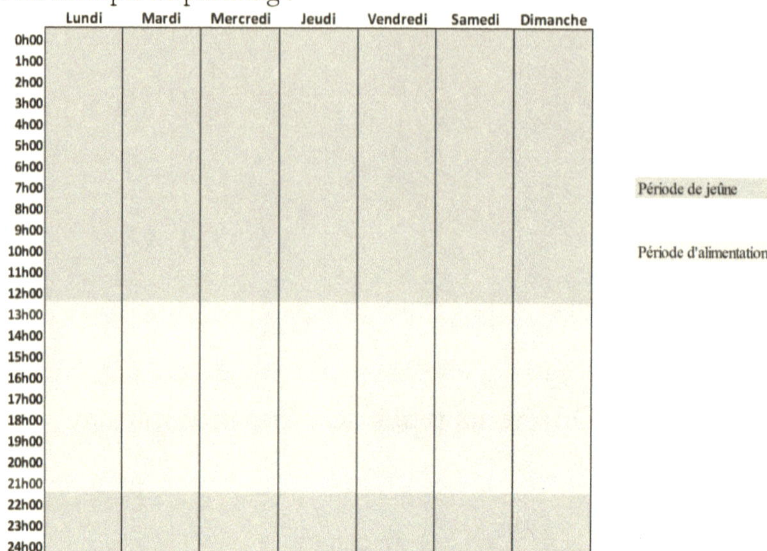

Exemple de planning de Fasting

Il s'agit d'un planning de Fasting dont la période d'alimentation s'étale de treize heures à 21 heures.

Quel rythme choisir ?

Comme on l'a dit juste avant, peu importe le rythme que vous adoptez du moment que vous respectez bien les deux périodes.

Vous devez choisir votre rythme en fonction de votre activité (salarié, entrepreneur, voyageur, sportif de haut niveau…) et de vos affinités. Certaines personnes sont réticentes à l'idée de sauter le petit déjeuner tandis que d'autres détestent manger le soir.

Comme il ne s'agit pas d'un régime mais d'une habitude alimentaire, le but est de trouver un rythme de croisière qui s'adapte le mieux possible à votre quotidien pour pouvoir le tenir sur le long terme sans aucune frustration.

Pourquoi est-ce le plus célèbre ?

Le Fasting est sans aucun doute le type de jeûne intermittent le plus facile à suivre puisqu'on s'y habitue rapidement et puisqu'en moyenne on dort entre sept et huit heures. Il ne reste donc plus que huit heures de jeûne.

De plus, le fait de jeûner tous les jours, contrairement à d'autres types que l'on va décrire après, permet à l'organisme de s'acclimater rapidement au jeûne intermittent et de « mémoriser » ce rythme.

Cependant, il faut s'habituer à avoir deux repas plus garnis et un peu plus riches qu'en temps normal pour compenser l'absence d'un repas et pour éviter toute frustration pouvant engendrer l'arrêt du jeûne intermittent ou de grignoter entre les deux repas.

Le Fasting est le type de jeûne intermittent à conseiller pour débuter, à notre avis il détient le meilleur rapport accessibilité-bénéfices.

Avantages :
- Facile à tenir sur le long terme
- Pas d'influence sur la vie sociale
- Sensation de faim modérée

Inconvénients :
- Peut-être difficile pour les adeptes du petit-déjeuner
- Pas/peu d'indication sur les choix alimentaire

On a volontairement choisi de bien détailler cette partie par rapport aux autres types parce que, comme vous l'avez compris, il s'agit du plus intéressant.

Cependant il existe de nombreuses autres variantes ayant également de nombreux avantages et qui sont également de bonnes alternatives.

Le programme fast 5

Il est quasiment similaire au Fasting.

La seule différence est que la période d'alimentation n'est que de cinq heures au lieu de huit heures, permettant ainsi de mettre le système digestif au repos encore plus longtemps.

De même que pour le Fasting, peu importe la période que vous choisissez, essayez de l'adapter à votre quotidien et votre routine.

Dans l'exemple ci-dessous, la période d'alimentation commence encore une fois à treize heures mais d'achève cette fois-ci à 18 heures.

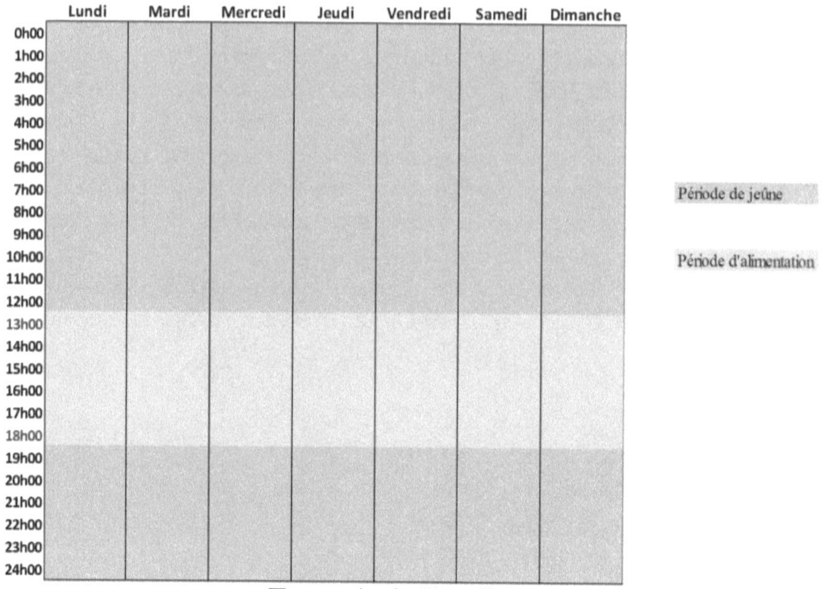

	Lundi	Mardi	Mercredi	Jeudi	Vendredi	Samedi	Dimanche

Exemple de Fast 5

Régime 5:2

Comme son nom l'indique, le régime 5:2 ressemble plus à un régime classique qu'à un jeûne intermittent.

Il consiste à manger normalement cinq jours par semaine et à ne consommer qu'entre 500 et 550 calories les deux autres jours.

Contrairement aux deux types que l'on a décrits précédemment cette méthode n'est pas basée sur un nombre d'heures de jeûne mais plutôt sur un faible apport en calories. Il ne présente donc pas les mêmes avantages en termes de consommation des graisses mais a l'avantage d'être beaucoup plus simple à supporter surtout pour les débutants.

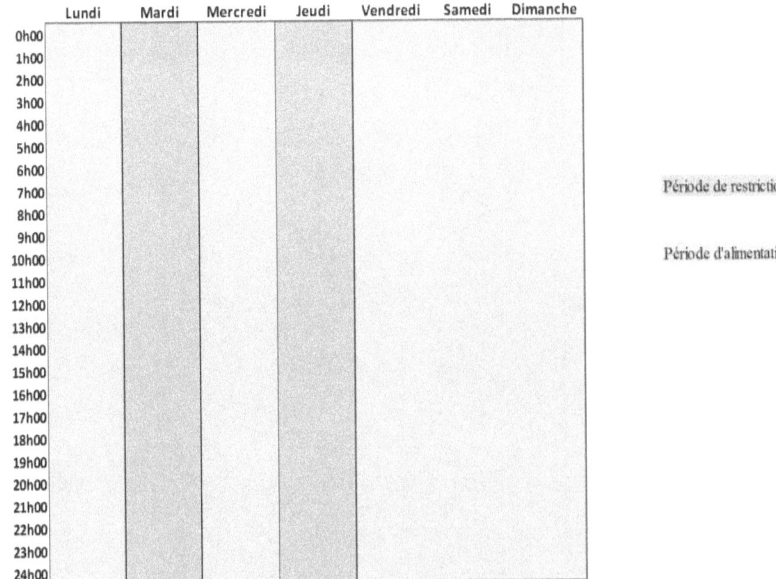

Exemple de Régime 5:2

Comme vous le constatez, il n'y a pas de période de jeûne proprement dit. Si vous voulez être plus efficaces, vous pourrez tout de même mettre en place le même système que celui du Fasting lors des deux jours à apport calorique limité.

Encore une fois vous pouvez choisir le rythme qui vous convient.

Warrior Diet

Cette méthode adopte le même principe que le Fasting ou le Fast 5, sauf que cette fois-ci la période d'alimentation n'est que de quatre heures au lieu de cinq ou huit.

Cela revient généralement à ne manger qu'une seule fois par jour.

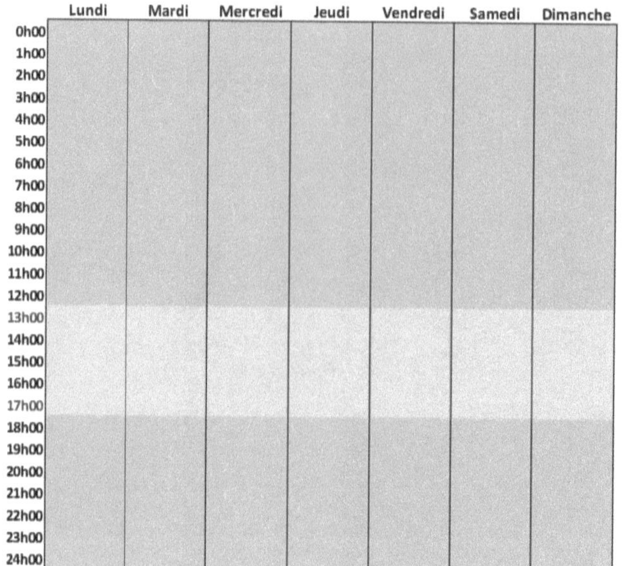

Exemple de Warrior Diet

Dans l'exemple précédent, la période d'alimentation débute à treize heures et s'achève cette fois-ci à 17 heures.

Cette méthode permet d'obtenir des résultats beaucoup plus rapidement mais elle est bien évidemment beaucoup plus compliquée que les trois méthodes précédentes.

Elle peut générer un sentiment de frustration et est difficile à tenir à long terme.

Jeûne hebdomadaire ou mensuel

Comme son nom l'indique clairement, le jeûne hebdomadaire ou mensuel consiste à jeûner toute une journée (24 heures) une fois par semaine ou une fois par mois.

Pour ceux qui visent une baisse du poids, cette méthode est moins intéressante que celles décrites précédemment parce qu'elle présente une assez faible alternance entre période d'alimentation et période de jeûne.

Par contre cette méthode permet de bénéficier tout de même des autres bienfaits du jeûne intermittent.

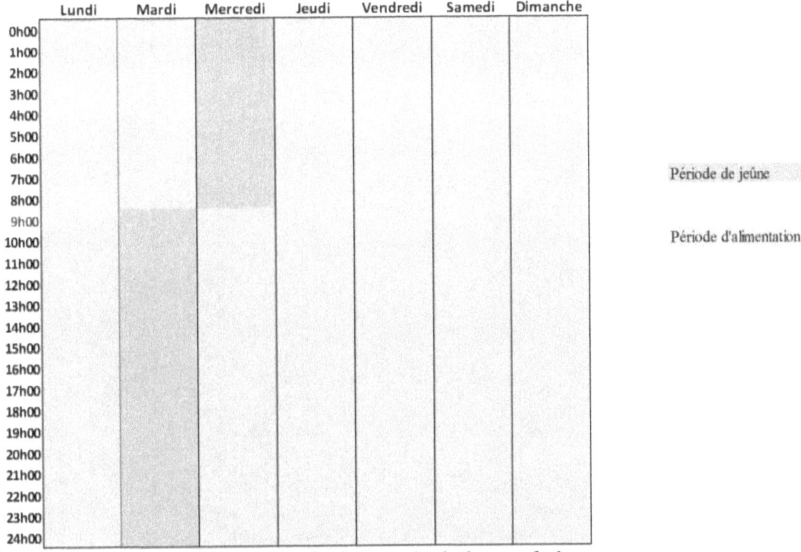

Exemple de jeûne hebdomadaire

Dans l'exemple précédent, la période de jeûne débute après le petit déjeuner de mardi (neuf heures) et s'achève au petit déjeuner du lendemain soit mercredi à neuf heures.

Le grand avantage de cette méthode est que vous pourrez manger normalement les autres jours de la semaine ou du mois selon votre rythme.

L'autre grand avantage est d'ordre psychologique ; si vous réussissez à jeûner 24 heures alors vous pourrez facilement jeûner seize heures si vous souhaitez par la suite adopter le Fasting ou l'une des autres méthodes citées.

Méthode OMAD

Cette méthode OMAD, ou One Meal a Day Diet (soit un repas par jour) est un mélange entre le jeûne hebdomadaire de 24 heures et la méthode Warrior Diet.

En d'autres termes, l'OMAD consiste à jeûner entre 22 et 23 heures par jour et manger entre une et deux heures…tous les jours !

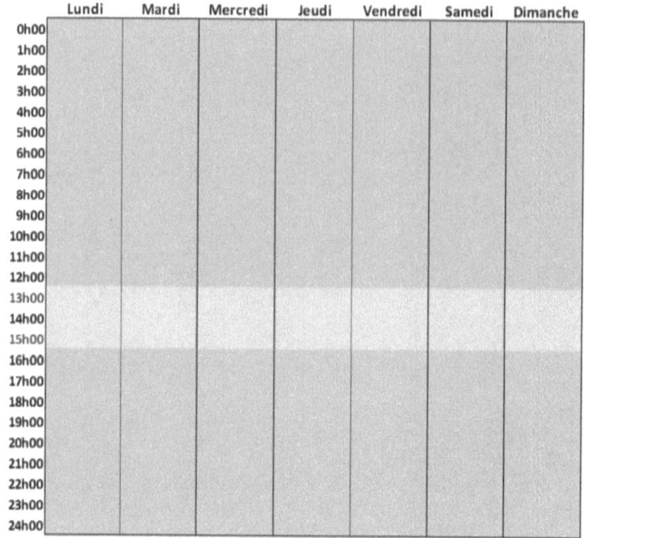

Exemple OMAD

Cette méthode permet bien évidemment de perdre beaucoup de poids rapidement mais, en tant que pharmaciens, on ne peut vous la recommander sauf avis favorable de votre médecin traitant.

Manger une ou deux heures par jour suppose qu'il faut ingérer une très grande quantité en un petit laps de temps ce qui provoque bien évidemment des problèmes de digestion.

De plus il est quasiment impossible de satisfaire tous les besoins quotidiens de notre organisme en seulement une ou deux heures.

Manger-Stop-Manger

Ce protocole, appelé aussi « Eat-Stop-Eat » en version originale, est la version compliquée du jeûne hebdomadaire que l'on a décrit précédemment.

Il consiste également à jeûner 24 heures mais cette fois-ci deux fois par semaine.

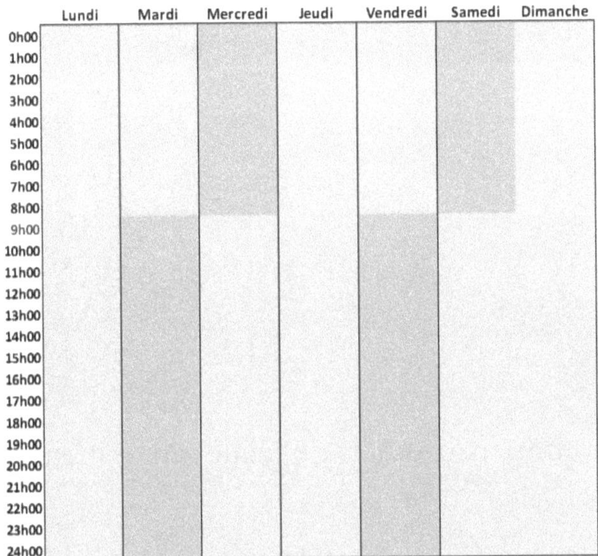

Exemple de Manger-Stop-Manger

Dans l'exemple ci-dessus, la première période de jeûne débute mardi matin à neuf heures et s'achève le lendemain à neuf heures. Quant à la deuxième période de jeûne, elle commence vendredi matin à neuf heures également et s'achève samedi matin à neuf heures.

De même que pour l'OMAD, on trouve que cette méthode n'est pas très judicieuse. Elle permet certes une perte de poids plus rapide que le Fasting notamment mais jeûner 48 heures en deux fois chaque semaine pourrait avoir d'autres conséquences.

Vous êtes désormais des experts en la matière et vous connaissez par cœur les différentes catégories qui composent le jeûne intermittent. Vous avez compris aussi que, médicalement parlant, on a une préférence pour le Fasting ou encore le jeûne hebdomadaire de 24 heures.

L'un des principaux problèmes lors du jeûne intermittent est qu'il faut s'habituer à manger des plats plus consistants que la moyenne afin de compenser l'absence des autres repas et ne pas perdre beaucoup de poids surtout pour les personnes qui ne veulent pas forcément maigrir.

C'est pour cette raison que le Fasting est plus populaire et pratiqué que les autres catégories, il permet à la fois de manger correctement et d'avoir cette alternance entre période d'alimentation et période de jeûne.

6 Les nombreux bienfaits du jeûne intermittent

Perte de poids, prévention de nombreuses maladies, meilleure concentration…vous avez sûrement entendu parler des nombreuses vertus du jeûne en général. Ce dernier fait même partie de nombreuses thérapies visant à soigner des individus. Faisons un tour d'horizon de ces nombreux bienfaits médicaux mais aussi non médicaux.

Quels sont les bienfaits médicaux du jeûne intermittent ?

Le jeûne intermittent permet d'avoir…moins faim !

Comme on l'a dit précédemment, le jeûne intermittent est une habitude alimentaire et non un régime restrictif. Il est plus facile psychologiquement de pratiquer le jeûne intermittent que de subir des régimes restrictifs où la prise alimentaire s'étale tout au long de la journée. Le fait de limiter le temps où on peut s'alimenter, va favoriser votre sensation de satiété.

Il est possible que la faim soit très présente pendant la période de jeûne, même si généralement, c'est une question d'habitude, mais avoir des repas très rapprochés va vous permettre d'éviter les fringales et donc les grignotages qui vont avec.

Le jeûne intermittent permet également une meilleure régulation de la leptine qui est tout simplement l'hormone de la satiété. En cas de régime hypocalorique trop poussé, les taux de leptine diminuent ce qui favorise donc la faim et donc le sentiment de frustration. Cette alternance entre un jeûne prolongé (période de jeûne) puis une période assez courte où vous allez vous alimenter (période d'alimentation) va permettre à la leptine d'apprendre à se réguler et ainsi vous éviter les fringales dont la principale conséquence est le grignotage.

Le jeûne intermittent et la perte de poids

Ces dernières années, le jeûne intermittent est souvent conseillé par les nutritionnistes et les diététiciens dans le cadre d'une perte de poids.

Comme on l'a dit dans les paragraphes précédents, le fait de supprimer un repas induit une diminution de la prise alimentaire si les repas pris en période d'alimentation ne sont pas plus riches que lors d'une alimentation classique. Ainsi, l'apport en calories sera moins important ce qui va induire sur le long terme une perte de poids.

Les personnes en surpoids peuvent donc aisément pratiquer le jeûne intermittent afin d'éviter d'aggraver les choses.

De plus, lors du jeûne survient une baisse des taux d'insuline et une hausse des taux de Noradrénaline ce qui permet à l'organisme de brûler des graisses plus facilement.

Si l'on associe ce phénomène à celui de l'augmentation du sentiment de satiété que l'on a décrit dans la partie précédente on peut donc dire que le jeûne intermittent permet non seulement d'augmenter le nombre de calories dépensées mais aussi une diminution du nombre de calories ingérées.

Une petite statistique pour illustrer tout ça : les pratiquants du jeûne intermittent perdent en moyenne quatre à sept pourcents de leur tour de taille !

L'une des erreurs à ne pas commettre si vous voulez initier le jeûne intermittent dans le but de perdre du poids est de vous comparer à d'autres personnes de votre entourage ou à des personnes ayant témoigné sur le net. Si vous ne perdez pas autant de poids que telle ou telle personne, même en plus de temps, pas de panique. Chaque personne a son propre organisme et sa propre physiologie. Si vous vous comparez à d'autres personnes vous n'en serez que frustrés et vous abandonnerez quelques jours après.

Le jeûne comme chasseur d'inflammation et de maladies chroniques qui en découlent

Le jeûne provoque une baisse des marqueurs inflammatoires et donc diminue le risque de développer des inflammations et des maladies chroniques qui y sont liées.

De plus, si vous mangez plus que ce dont vous avez réellement besoin, votre organisme subira un stress créant une oxydation et provoquant ainsi des inflammations. Ainsi, la légère restriction calorique liée au jeûne intermittent vient limiter ce stress oxydatif.

Le jeûne intermittent comme régulateur de l'insuline et comme obstacle du diabète

Le nombre de personnes touchées par le diabète de type deux ne cesse d'augmenter au fil des ans.

Ce type de diabète se caractérise par une forte résistance à l'insuline. Le jeûne intermittent a des effets positifs indéniables sur cette résistance et permet de baisser considérablement les taux de glucose dans le sang.

De plus, comme on l'a dit précédemment, le jeûne intermittent a un impact positif sur la sécrétion d'insuline et donc permet de limiter les risques de diabète. En effet, le fait de jeûner incite l'organisme à réguler sa glycémie en limitant sa stimulation. Ainsi lors de l'arrivée de glucose dans le sang, l'insuline est plus efficace et est sécrétée en bonne quantité. La glycémie gagne en stabilité ce qui permet de limiter les risques.

Enfin, il est bien démontré que la perte de poids améliore le contrôle glycémique chez les personnes atteintes de diabète de type deux. Le jeûne contribue non seulement à une meilleure gestion du poids, mais en diminuant la consommation de repas et de collations, protège contre l'hypersécrétion de l'insuline et éventuellement contre la résistance à cette hormone.

.

Le jeûne intermittent, ami du cœur et des artères

Le jeûne intermittent, grâce notamment à ce que l'on a décrit précédemment, permet de baisser le risque de développer des maladies cardiovasculaires.

Tout d'abord, le lien entre entre surcharge pondérale et problèmes cardiaques n'est plus à prouver. Comme vous le savez le jeûne intermittent entraîne une perte de poids et contribue ainsi à la perte de graisse et surtout celle qui se trouve au niveau de la taille, graisse qui est bien évidemment nocive pour le cœur.

Ensuite, nous le verrons juste après, des études ont démontré que le jeûne intermittent sur une période assez longue a pour effet une baisse des triglycérides et du LDL cholestérol aussi appelé mauvais cholestérol engendrant une diminution des risques de la formation des plaques d'athéromes.

Enfin, la diminution de la pression artérielle durant la période de jeûne limite les risques pour le cœur et pour le système circulatoire en générale. Cependant ce bénéfice n'est valable que dans le cadre d'une alimentation saine.

Si les périodes de prise alimentaire sont synonymes de malbouffe, les bienfaits sur la santé du cœur ne seront pas ou beaucoup moins visibles. Nous verrons un peu plus tard les aliments à favoriser dans le cadre d'un jeûne intermittent.

Le jeûne intermittent, tueur du mauvais cholestérol

Qui dit mauvais cholestérol, ou LDL, dit forcément nombreuses maladies lorsqu'il est trop présent dans notre sang comme les maladies cardiovasculaires décrites précédemment.

Le jeûne intermittent diminue considérablement le taux de LDL cholestérol lorsqu'il est pratiqué pendant plusieurs semaines mais, comme pour les maladies cardiovasculaires, ce jeûne doit être associé à une bonne hygiène de vie.

Le jeûne intermittent, allié du cerveau

Ce qui est bon pour le corps l'est généralement également pour le cerveau. Le jeûne intermittent ne déroge pas à la règle.

Un facteur nommé le BDNF (Brain-Derived Neutrophic Factor) permet d'améliorer la plasticité du cerveau et donc de développer ce dernier à tout âge et pas seulement lors de la croissance.

Le jeûne intermittent permet d'augmenter la sécrétion de ce BNDF mais également, d'une manière générale, faciliter le développement et la création des cellules du cerveau (neurogénèse).

De plus, comme on l'a vu précédemment, le jeûne intermittent permet de stabiliser la glycémie ce qui provoque automatiquement une augmentation de la concentration.

Autre bienfait du jeûne intermittent sur le cerveau : il permet d'améliorer la mémoire et l'apprentissage.

Selon certaines études récentes, le jeûne intermittent permet également d'améliorer l'état des personnes victimes de dépression.

Enfin, des études sont en cours pour démontrer scientifiquement que le jeûne intermittent a un impact positif sur la prévention des pathologies neuro-dégénératives comme la maladie d'Alzheimer.

Le jeûne intermittent, protecteur de nos cellules

Comme on l'a évoqué dans la partie traitant les inflammations, le fait de manger en trop grande quantité par rapport à ce dont vous avez réellement besoin crée dans votre organisme un stress dit oxydatif.

Ce stress oxydatif entraîne à long terme le vieillissement prématuré des cellules et ainsi la dégénérescence de ces dernières. Par la suite peuvent apparaître des pathologies comme le cancer.

Le jeûne intermittent est donc intéressant pour limiter ce stress oxydatif dans l'organisme surtout lorsque l'alimentation adoptée est riche en aliments antioxydants comme les fruits et les légumes.

Toujours dans cette thématique, le jeûne intermittent permet de renforcer les mitochondries qui sont tout simplement les générateurs d'énergie des cellules. Vos cellules gagneront donc en énergie et en longévité.

Le jeûne intermittent contre le cancer

Comme on l'a évoqué en haut, le jeûne intermittent permet de limiter le stress oxydatif responsable de la dégénérescence des cellules pouvant provoquer un cancer.

Le jeûne intermittent est donc une bonne méthode pour prévenir le cancer mais également pour un meilleur traitement.

De nombreuses études ont en effet démontré que la pratique du jeûne intermittent limitait les effets indésirables de la chimiothérapie.

En effet, lors du jeûne, les cellules saines se referment et se protègent alors que les cellules cancéreuses n'adoptent pas ce fonctionnement. Le traitement est donc beaucoup plus efficace car il cible directement les cellules malades.

Le jeûne intermittent pour rester jeune et vivre plus longtemps

Il s'agit de la résultante de tous les bienfaits cités juste avant. Un cœur en bonne forme, un cerveau plus solide, un organisme moins graisseux, des cellules plus jeunes et moins stressées, une meilleure maîtrise de la glycémie…

Tous ces bienfaits participent bien évidemment à la longévité de la personne pratiquant le jeûne intermittent.

En plus de ces bienfaits médicaux, le jeûne intermittent a également de nombreux bienfaits non médicaux.

Des journées moins chargées

En plus du stress oxydatif dont on a parlé plus haut, le jeûne intermittent réduit le stress…tout court !

En effet, un repas (au moins) en moins permet de se consacrer à d'autres plaisirs, d'accomplir d'autres tâches importantes ou tout simplement de se reposer.

Qui dit repas en moins dit aussi préparation en moins, contrainte en moins et planification en moins.

Le jeûne intermittent est beaucoup plus simple qu'un régime

La principale raison pour laquelle de nombreux régimes échouent est que ces derniers sont souvent compliqués à suivre sur le long terme car très souvent très restrictifs.

Un régime est, en théorie, plus simple qu'un jeûne intermittent puisque tout y est décrit avec exactitude (quantités, nature des plats, fréquences…) alors qu'en fait c'est tout l'inverse, le jeûne intermittent, notamment le Fasting, est beaucoup plus simple car il s'agit avant tout, comme on l'a dit précédemment, d'un léger changement des habitudes alimentaires.

Même si le jeûne intermittent parait compliqué, le corps humain s'y adapte à une vitesse remarquable et insoupçonnable.

Jeûner pour faire des économies

Le fait de sauter un ou plusieurs repas permet de faire quelques économies en courses. Dans une société où l'on nous pousse à consommer plus et donc à dépenser plus, la pratique du jeûne intermittent permet de s'affranchir de tout ça.

Au lieu de dépenser de l'argent dans des aliments de mauvaise qualité et peu nutritifs, ces économies vous permettront, entre autres, d'augmenter la qualité de vos repas.

Le jeûne intermittent, c'est vraiment privilégier la qualité à la quantité !

Se mettre à la place des plus démunis

Pratiquer le jeûne intermittent, quelque-soit sa forme mais encore plus le jeûne de 24 heures, vous permettra d'avoir plus d'empathie vis-à-vis des personnes les plus démunies et qui n'ont pas forcément les moyens de manger à leur faim.

C'est d'ailleurs l'un des objectifs, comme on l'a dit précédemment, du jeûne en Islam par exemple.

7 Nos conseils pour bien commencer

Maintenant que vous connaissez les différentes variantes du jeûne intermittent ainsi que ses nombreux bienfaits, vous êtes quasiment prêts à vous lancer dans cette aventure.

Mais on doit d'abord vous fournir quelques conseils pratiques pour commencer dans de bonnes conditions.

Choisissez le bon moment pour commencer

Le bon moment pour débuter le jeûne intermittent ne dépend que de vous.

Il appartient à vous seul de décider si vous vous sentez capables de jeûner. Le bon moment dépend de milliers de facteurs qui vont vous permettre de vous sentir dans de bonnes conditions (ou pas) pour le faire : votre motivation, votre état de santé, votre niveau de stress, votre emploi du temps.

Ne soyez pas trop exigeants envers vous-mêmes et choisissez de commencer cette aventure parce que vous en avez envie et non parce que vous vous y sentez obligés ou sous la pression de quelqu'un. Si vous vous forcez alors que vous n'êtes pas prêts à le faire, vous risquez alors de vivre une mauvaise expérience et de lâcher prise assez rapidement.

Il faut y aller tout en douceur

Lorsque vous débutez le jeûne intermittent, quelque-soit sa variante, il faut y aller tout doucement et progressivement.

Il vaut mieux ne pas débuter directement par un jeûne de 24 heures, le Warrior Diet ou encore l'OMAD.

Comme on l'a précisé avant, la meilleure formule pour débuter est le Fasting parce qu'il présente le rapport Bénéfices/Risques le plus élevé et qu'il ne présente pas une grande différence par rapport à un rythme alimentaire normal.

Si vous optez pour le Fasting, que vous avez l'habitude de bien manger le matin et que vous optez pour la formule « déjeuner-diner », il vaut mieux ne pas sauter directement le petit déjeuner. Décalez plutôt l'heure du repas petit-à-petit jusqu'à ce que vous y soyez habitués.

Par exemple, si vous avez l'habitude de prendre votre petit-déjeuner à huit heures, commencez d'abord par le prendre à neuf heures, puis le lendemain à dix ou onze heures jusqu'à ce que vous puissiez le supprimer définitivement.

L'avantage d'y aller petit-à-petit est que cela permet à votre corps de s'adapter et vous ressentirez de moins-en-moins la sensation de faim.

La flexibilité sera l'un de vos atouts

Lorsque vous débutez le jeûne intermittent, vous devez faire preuve d'une grande souplesse et ne pas être trop exigeants envers vous-mêmes au risque encore une fois de générer de la frustration.

Il ne faut surtout pas culpabiliser si vous faites quelques écarts de conduite.

Ce n'est pas la fin du monde si, par exemple, dans le cas du Fasting, vous ne sautez pas de repas parce que vous devez prendre le petit-déjeuner en famille, si vous souhaitez diner avec vos amis ou que vous êtes tout simplement fatigués et que vous voulez vous accorder une petite pause.

N'hésitez pas à vous faire plaisir de temps à autre et surtout à écouter les signaux envoyés par votre corps.

La patience est toujours récompensée

Comme pour tout, si vous souhaitez avoir des résultats sur le long terme il est important que vous soyez patients.

Comme on dit, Rome ne s'est pas faite en un jour. Cet adage est d'autant plus vrai dans le cadre d'un jeûne intermittent.

Les résultats du jeûne intermittent ne vont pas apparaitre en une ou deux semaines et surtout ne vont pas apparaître à la même vitesse pour tout le monde.

Les résultats apparaissent généralement après un mois de Fasting, un peu moins pour les autres types. Encore une fois, ne vous comparez pas à d'autres personnes ayant pratiqué le jeûne intermittent, vous n'en serez que frustrés.

Fournissez à votre corps les calories nécessaires

L'une des bases pour bien réussir et surtout démarrer le jeûne intermittent sur les chapeaux de roues est d'apprendre à maitriser les apports et les dépenses en calories.

Comme on l'a dit à plusieurs reprises le jeûne intermittent n'est pas un régime, il ne faut donc surtout ne pas se priver des calories nécessaires pour passer la journée dans de bonnes conditions.

D'ailleurs il faut essayer, dans la mesure du possible, de compenser l'absence du ou des repas en mangeant d'une manière plus consistance lors de la période d'alimentation.

De même, si vous voulez faire du sport à jeun, il faudra manger plus qu'habituellement pour compenser.

Mais il faut que vous soyez vigilants et ne pas tomber dans l'excès inverse, il ne faut pas que vous vous jetiez sur n'importe quelle nourriture une fois venue la période d'alimentation. Manger de manière plus consistante ne rime pas avec malbouffe.

Nous verrons plus tard quels sont les aliments et boissons à privilégier lors d'un jeûne intermittent.

Le choix des horaires est primordial

Il est indispensable de bien choisir les horaires correspondant à la période de jeûne et ceux de la période d'alimentation.

Comme on l'a dit, peu importe la période, ce qui compte c'est qu'elle vous convienne.

Il faut choisir des horaires qui vont impacter le moins possible votre vie quotidienne et sociale.

Si par exemple vous avez l'habitude de déjeuner avec des amis et au travail alors ne sautez pas le déjeuner. Si en plus de cela vous avez l'habitude de bien manger le matin alors ne sautez pas non plus le petit déjeuner.

L'objectif du jeûne intermittent est avant tout que vous vous sentiez à l'aise et non de vous priver de vos petites habitudes.

8 Notre top 10 des aliments à privilégier

Vous le savez maintenant par cœur : le jeûne intermittent n'est pas un régime alimentaire restrictif mais plutôt un mode de vie.

Cependant, pour optimiser les effets décrits précédemment (et pas seulement la perte de poids !) certains aliments doivent être consommés sans modération afin que les résultats soient optimaux et pour éviter une sous-alimentation.

Avocat

Il peut sembler illogique de manger de l'avocat lorsqu'on se lance dans le jeûne intermittent étant donné qu'il s'agit du fruit le plus calorique.

Mais les acides gras mono-insaturés qu'il contient sont très rassasiants et vont vous permettre de tenir le coup beaucoup plus facilement.

De nombreuses études ont démontré que le fait de manger la moitié d'un avocat lors du déjeuner permettait de rester en forme durant plusieurs heures malgré le jeûne.

Poisson

Vous vous y attendiez sûrement, le poisson sera l'un de vos meilleurs alliés lors de votre aventure.

Le poisson est non seulement riche en protéines et en bonnes graisses mais il contient également de la vitamine D.

Le poisson est un véritable trésor et vous ne devez pas vous priver d'un aliment qui contient autant de nutriments nécessaires pour tenir toute une journée. De plus, il va beaucoup vous aider à vous concentrer.

Légumes de la famille des Crucifères

Cette famille de légumes est celle du brocoli, du chou-fleur, du chou de Bruxelles ou encore du navet.

Ces légumes sont très riches en fibres. Ces dernières vous permettront de vous sentir rassasiés et donc de tenir le coup plusieurs heures sans manger.

Elles vous aideront aussi à avoir un transit intestinal normal malgré l'alternance d'une longue période de jeûne et d'une courte période l'alimentation.

Pommes de terre

La pomme de terre fait partie des aliments les plus rassasiants et vous ne devez pas vous en priver.

Il ne faut bien évidemment pas abuser des Chips et des frites mais ça c'est valable pour n'importe quelle habitude alimentaire.

Haricots et légumineuses

Cette famille d'aliments, qui contient notamment les haricots verts, les lentilles et les pois chiches, est composé de glucides à faible indice glycémique c'est-à-dire que le pic de glucides généré est atteint lentement. Ces aliments vous permettront donc de faire le plein de sucres lents sans prendre de poids.

Des études ont même démontré que la consommation de lentilles favorise la perte de poids.

Probiotiques

Les probiotiques sont des micro-organismes vivants (le plus souvent des bactéries souches Streptococcus, Lactobacillus, Bifidobacterium...) qui, consommés en quantités suffisantes, ont un effet bénéfique si vous vous lancez dans le jeûne intermittent en améliorant notamment l'équilibre de la flore intestinale.

Cet équilibre est quelque peu perturbé en période de jeûne et les probiotiques constituent donc un complément idéal.

Ils sont naturellement présents dans les yaourts et les laits fermentés (lait ribot, kéfir, koumis...).

Baies

Les baies, notamment les fraises, sont très riches en vitamines C ce qui est bien évidemment crucial dans le cadre d'un jeûne intermittent.

De plus, les flavonoïdes que contiennent les myrtilles et les fraises jouent un grand rôle dans la stabilité de l'indice de masse corporelle (IMC).

Œufs

Les œufs font partie des plus grands pourvoyeurs de protéines, il s'agit de l'un des aliments préférés des sportifs.

Si vous pratiquez le jeûne, les œufs seront également vos amis puisqu'ils sont riches et en plus ils sont faciles à préparer.

Les œufs sont donc très importants car ils vont vous permettre de consolider vos muscles tout en vous sentant rassasiés lors de la période de jeûne.

Noix

Les noix contiennent plus de calories que d'autres collations mais ont un atout indéniable: elles se composent d'acides gras polyinsaturés, soit de la « bonne graisse ».

Cette bonne graisse vous permettra également de vous sentir rassasiés mais en plus les noix sont connues pour stimuler le cerveau et prévenir certaines pathologies comme les maladies cardiovasculaires.

Il s'agit donc d'un excellent complément dont vous ne devez pas vous passer.

Grains entiers

Les derniers membres de notre TOP 10 sont les grains entiers. Il s'agit d'une excellente solution pour que vous vous sentiez rassasiés.

Cette catégorie contient, entre autres, le riz brun, le quinoa, les pâtes de grains entiers, l'orge, les céréales riches en fibres et faibles en sucre, le millet ou encore le couscous de blé entier.

Ces aliments contiennent des glucides lents, des fibres et de l'eau ainsi qu'une panoplie de vitamines et minéraux essentiels et vont donc permettre d'éviter les petits creux.

Ils sont donc à privilégier vis-à-cis de leurs équivalents raffinés.

Bonus : plantes médicinales

Certaines plantes médicinales sont conseillées pendant le jeûne. Elles permettent de stimuler l'épuration de l'organisme et sont indispensables dans ce processus de nettoyage.

Les plantes bio (bardane, pissenlit, fumeterre, feuille d'artichaut) préparées sous forme de tisane, décoction ou infusion, sont à consommer au cours de la journée.

D'ailleurs on va maintenant parler des boissons qui vous accompagneront durant votre aventure.

9 Les boissons à privilégier lors de la période de jeûne

Lorsqu'on évoque le jeûne intermittent, on parle surtout de ce qu'il faut manger ou pas mais on néglige généralement les boissons. Pourtant ces dernières sont aussi importantes et vont également impacter positivement ou négativement votre aventure.

Quelles boissons faut-il privilégier lors de la période de jeûne ?

Eau plate

L'eau plate, ou non gazeuse, est bien évidemment la boisson la plus importante quelque-soient les habitudes alimentaires.

Un organisme bien hydraté est un organisme bien rassasié. De plus, l'eau permet de bien lubrifier les articulations et de réguler la température du corps ce qui est important dans le cadre d'un jeûne, la température corporelle pouvant légèrement baisser lors de la période de jeûne.

Eau gazeuse

L'eau gazeuse est également préconisée en cas de jeûne intermittent. Il faut toutefois vérifier qu'elle ne contient pas de sucres ajoutés y compris les sucres naturels comme la Stévia.

Ces derniers, bien que pas caloriques, vont vous donner envie de manger des sucreries au lieu de vous rassasier.

Café noir, thé noir, thé vert, tisanes à base de plantes

Comme pour l'eau, la consommation de ces boissons lors de votre période de jeûne ne va pas interrompre cette dernière.

La caféine va permettre d'augmenter votre métabolisme ce qui va accélérer la perte poids. De plus, elle a également un effet rassasiant. Cependant, il ne faut bien évidemment pas y ajouter de la crème ou du lait au risque d'interrompre votre jeûne.

Cependant, le café noir doit être consommé avec modération par rapport aux différents types de thés. On vous conseille de ne pas boire du café lors de votre période de jeûne, il risque en effet d'altérer votre estomac vide. De plus, si vous choisissez le jeûne de 24 heures et que votre période d'alimentation correspond au diner, la consommation de café, mais également de thé, risque de perturber votre sommeil.

Vous l'aurez donc compris, la consommation de café noir et de thé vous permettra de poursuivre votre jeûne mais il faut être vigilent.

Vinaigre de cidre

Le vinaigre de cidre dilué dans de l'eau est une excellente boisson à consommer lors de votre période de jeûne.

Cette boisson permet également de stimuler le métabolisme et donc favorise par la même occasion la perte du poids.

De plus elle permet de diminuer les taux de cholestérol, de triglycérides et de LDL. Ce produit est donc un excellent complément qui permet de potentialiser l'effet du jeûne intermittent sur les taux de cholestérol que l'on a décrit plus en haut.

Cependant il ne faut pas oublier de le diluer dans de l'eau puisqu'il contient de l'acide acétique pouvant abimer l'émail des dents.

Cas des boissons sucrées et des limonades « light »

La consommation de boissons sucrées lors de la période de jeûne est à proscrire. Les sucres qu'elles contiennent ne vont pas vous rassasier bien au contraire, ils vous donneront envie d'en consommer encore plus et rendra votre jeûne pénible.

Quant aux sodas « light », ils ne contiennent certes pas de sucres mais contiennent des édulcorants artificiels comme l'Aspartame qui vont également vous donner envie de consommer du sucre et, en plus, peuvent augmenter votre insulino-résistance limitant ainsi l'effet positif du jeûne sur la prévention du diabète.

10 Erreurs à ne pas commettre lors d'un jeûne intermittent

Maintenant que vous connaissez quelles boissons vous pouvez consommer en période de jeûne et quels aliment vous devez privilégier dans le cadre d'un jeûne intermittent, vous devez faire attention à certains points qui pourraient avoir une influence sur la réussite de votre aventure.

De nombreuses petites erreurs, facilement évitables, peuvent être commises, surtout en début d'aventure et peuvent largement inhiber les effets du jeûne intermittent.

Ne pas boire suffisamment d'eau

Une hydratation suffisante est nécessaire à l'élimination des déchets métaboliques et des toxines. Lors d'un jeûne intermittent, cette hydratation doit être encore plus importante pour que l'organisme supporte les périodes de jeûne et continue à fonctionner de manière optimale.

Lorsque vous jeûnez, la soif est souvent beaucoup moins importante. Il est donc impératif de faire attention à ce point, de ne pas attendre d'avoir soif et de boire au minimum deux litres d'eau par jour, en répartissant l'apport sur la journée.

Manger deux fois plus pendant la période d'alimentation

Lorsque vous pratiquez le jeûne intermittent, il peut être difficile de maintenir une alimentation équilibrée durant la période d'alimentation car la tentation est parfois trop grande.

Comme on l'a dit précédemment, les repas doivent être plus riches que lors d'une alimentation classique mais la richesse doit concerner la qualité des aliments et non les quantités. Pour profiter des avantages santé du jeûne, la qualité de l'alimentation lors des périodes de prise alimentaire compte autant que les périodes de jeûne elles-mêmes. Ainsi, il faudra favoriser des repas riches en végétaux, en céréales complètes, en protéines maigres et en acides gras essentiels et privilégier les aliments que l'on a décrits juste avant.

Se fixer des objectifs trop difficiles à atteindre

Jeûner est un exercice compliqué. Comme on vous l'a conseillé plus en haut, il est nécessaire d'y aller tout doucement et d'être à l'écoute de votre corps avant toute chose. Si vous entreprenez un jeûne pour la première fois, essayez de vous fixer des objectifs par palier. Cela rejoint le conseil que l'on vous a donné, c'est-à-dire qu'il ne faut pas commencer directement en sautant le petit déjeuner si vous avez l'habitude de manger le matin ou encore qu'il ne faut pas débuter le jeûne intermittent par un jeûne de 24 heures.

Maigrir est votre unique objectif

Encore une fois, le jeûne intermittent est un mode de vie et non un régime alimentaire. La perte de poids ne doit pas être votre seul objectif au risque de passer à côté de tous les autres avantages du jeûne intermittent décrits précédemment et d'abandonner assez rapidement.

Aussi, cela peut être frustrant et culpabilisant en cas d'écart alimentaire ou de perte de poids jugée trop lente.

Se comparer aux autres

Il s'agit d'une erreur classique que ce soit lors d'un jeûne intermittent ou dans le cadre d'un régime classique.

De nombreuses personnes finissent par abandonner juste parce que les résultats ne surviennent pas assez rapidement et que telle ou telle personne à commencer à perdre du poids plus rapidement.

Encore une fois chaque individu a son propre corps, son propre métabolisme et sa propre physiologie.

11 Personnes à risque

Bien que le jeûne intermittent, particulièrement le Fasting qui est sa forme la plus simple, n'est pas une pratique à risque, certaines personnes ne doivent pas s'y aventurer au risque d'altérer leur état de santé.

Ces personnes doivent absolument consulter leur médecin traitant avant d'entamer cette aventure. Après tout, le jeûne intermittent doit vous faire du bien et vous permettre de rester en bonne santé et non l'inverse.

Qui sont ces personnes ?

Les femmes enceintes

Il est déconseillé aux femmes enceintes de pratiquer le jeûne intermittent surtout en début de grossesse car le fait d'avoir le ventre vide provoque des nausées.

En tant que professionnels de la santé, l'une des consignes alimentaires que l'on donne aux femmes enceintes est de fractionner les repas, le jeûne intermittent est donc complètement inadapté puisqu'il consiste en l'inverse.

Les femmes qui allaitent

Les femmes qui allaitent doivent absolument demander l'avis de leur médecin traitant avant d'entamer le jeûne intermittent.

Chez un bébé né prématurément, souffrant d'une carence en fer, en difficulté de croissance ou victimes de troubles digestifs, le jeûne intermittent de la mère pourrait avoir des conséquences négatives sur sa santé.

En plus du bébé, les conséquences sur la mère peuvent être tout aussi néfastes : carences au niveau des os, des dents ou encore des cheveux...

Les personnes souffrant de diabète

Lorsqu'on a parlé des bienfaits du jeûne intermittent, on a dit que cette pratique permettait de bien réguler l'insuline et donc de prévenir les diabètes de type deux.

Cependant on déconseille fortement aux personnes déjà atteintes de se lancer dans le jeûne intermittent.

Les principaux risques associés au jeûne sont l'hypoglycémie, l'hyperglycémie, la cétose diabétique (présence de corps cétoniques dans le sang) ou encore la déshydratation.

Les personnes diabétiques traitées avec de l'insuline sont particulièrement à risque. Il en va de même pour les personnes ayant un contrôle inadéquat de la glycémie, celles présentant des épisodes d'hypoglycémie fréquents ou qui ont eu un épisode d'hypoglycémie sévère lors des trois derniers mois et celles ne ressentant plus les symptômes d'hypoglycémie.

La présence de complications et de maladies aigües ainsi que certaines situations particulières augmentent aussi les risques associés au jeûne.

Personnes souffrant de troubles alimentaires

Les personnes souffrant de troubles du comportement alimentaire comme l'anorexie ou la boulimie peuvent adopter cette méthode mais avec une extrême précaution.

Les conséquences pourraient être néfastes au niveau physique et mental. Il est donc préférable de se tourner vers un nutritionniste ou vers un professionnel de santé qui pourrait aider à la guérison.

Personnes suivant un traitement médicamenteux

Les personnes qui sont sous traitement médicamenteux ne peuvent bien évidemment pas pratiquer le jeûne intermittent sans demander l'avis d'un pharmacien ou d'un médecin.

Tout dépend en fait de la fréquence et du moment de prise des différents médicaments. Si par exemple vous devez prendre un médicament quatre fois par jour après chaque repas, alors vous comprenez que c'est impossible de le faire en pratiquant le jeûne. N'hésitez donc pas à demander à votre pharmacien les moments de prise de chaque médicament qui ne sont pas toujours mentionnés dans une ordonnance.

Personnes en sous poids

On parle souvent des personnes en surpoids lorsque l'on évoque un régime ou une habitude alimentaire, mais quid des personnes en sous poids?

On déconseille à ces personnes de jeûner et c'est plutôt logique. En effet, la perte de poids fait partie des effets du jeûne intermittent et donc il est hors de question que les personnes qui ont un trop faible indice de masse corporelle en perdent encore plus.

Personnes souffrant d''hypotension artérielle

Les personnes souffrant d'hypotension artérielle doivent demander l'avis de leur cardiologue avant de s'aventurer.

En effet le jeûne prolongé peut provoquer des malaises ou, pire encore, des accidents cardiaques chez les personnes concernées.

12 Et le sport dans tout ça ?

Le sport est un sujet qui est très souvent évoqué lorsque l'on parle de jeûne intermittent ou de jeûne tout court d'ailleurs. Faut-il faire du sport lors d'un jeûne ? Sommes-nous obligés de manger juste après le sport ?

Pour les personnes en bonne santé, le jeûne intermittent ne devrait pas affecter leurs aptitudes sportives mise à part au tout début de l'aventure où le corps doit encore s'habituer à ce nouveau rythme alimentaire.

Tout d'abord, en tant que pharmaciens, on vous déconseille fortement de faire du sport lors d'une journée de jeûne de 24 heures. On juge que cette pratique sera non seulement néfaste pour le muscle mais aussi pour le corps dans son intégralité. Le sport a besoin de « carburant » pour faire un effort physique et on estime que le jeûne de 24 heures n'est pas du tout adapté.

La forme de jeûne intermittent la plus adapté au sport, surtout à un certain niveau, est sans aucun doute le jeûne 16 :8, le fameux Fasting.

A la base, ce dernier a été popularisé par Martin Berkhan, qui était un…bodybuilder, pour permettre de favoriser la perte de poids mais aussi le développement de la masse musculaire en s'entraînant à jeun.

En effet une étude a prouvé que le jeûne de seize heures chez les pratiquants de musculation, permettait un gain de masse musculaire identique, et une perte de masse grasse supérieure à ceux ne pratiquant pas le jeûne, à calories et macros quotidiennes égales.

Vous l'avez sans doute déjà entendu : le meilleur moment pour faire du sport est le matin, à jeun, juste avant de prendre le petit déjeuner. Cette pratique permet d'atteindre jusqu'à 67 % de graisses brûlées, contre 50 % seulement après avoir mangé. Ces résultats sont logiques d'un point de vu santé et physiologique puisque l'organisme a comme sources d'énergie les glucides, puis les lipides et enfin les protéines (mais c'est rare d'en arriver là).

Si vous ne consommez pas de sucres avant l'exercice et que vous épuisez toutes vos réserves glucidiques, votre organisme se fournira donc en lipides – et donc en graisses -pour produire son effort.

Si vous pratiquez le jeûne intermittent, votre corps gèrera encore mieux la distribution de ces réserves.

Cependant, plus la période de jeûne est importante, plus la pratique d'un sport d'endurance (vélo, course à pied, elliptique..) devient une mauvaise idée : si votre réserve de graisses est insuffisante, vous n'aurez tout simplement plus assez d'énergie pour les efforts à fournir. C'est pour cette raison que l'on vous a recommandé le Fasting qui ressemble le plus à une alimentation classique et qui présente tous les bienfaits du jeûne intermittent.

Il a, par contre, été démontré, lors de différentes expériences, qu'une période plus longue de jeûne n'affectait pas la capacité musculaire brute. Durant ces expériences, des individus ont consommé beaucoup moins de calories (800 kCal et 80 g de protéines) durant douze semaines. Il s'est avéré que cette restriction n'a pas baissé leurs capacités musculaires.

Ceci montre donc que l'on ne perd pas de masse musculaire en se nourrissant moins ou en jeûnant car le muscle ne sert pas de fournisseur d'énergie contrairement à la graisse qui a cette fonction énergétique. Le muscle n'est entamé que lorsque les réserves sont quasiment vides.

De plus, le fait de jeûner permet au corps d'effectuer un nettoyage cellulaire qui participe à l'amélioration de l'entretien des muscles.

Si vous êtes un sportif de haut niveau et que votre objectif est juste de maintenir votre poids, une alternative existe : un Fasting « allégé ». Ainsi vous ne jeûnerez que deux jours par semaine afin de moins solliciter votre organisme.

Il s'agit d'ailleurs d'un excellent compromis si vous avez déjà pratiqué le Fasting de façon complète, pendant quelques semaines, afin de perdre de la masse graisseuse, mais que vous n'avez plus assez de force ou tout simplement de motivation pour poursuivre ce rythme.

Dans tous les cas, il faut privilégier une alimentation favorisant les aliments à faible indice glycémique, riche en végétaux et en graisses de qualité (oméga 3) que l'on vous a conseillés précédemment.

En pratique, voici ce que ça donne selon l'intensité de l'effort physique.

Exercice léger

Un exercice à intensité faible comme la marche, un jogging tranquille, la natation peu intense ou encore une séance de vélo à faibles vitesse et charge, peut se faire à n'importe quel moment de la journée et quelque-soient les horaires correspondant aux deux phases (alimentation et jeûne).

Le meilleur moment correspond à la fin de la période de jeûne, parce que c'est durant cette période que le corps va puiser au mieux dans les réserves de graisses (celles de sucre étant épuisées).

D'ailleurs on a une petite anecdote à ce sujet. Si un jour vous avez l'occasion de visiter un pays musulman pendant le Ramadan, vous constaterez que toutes les aires de sport (forêts, salles de sport, terrains de football…) sont prises d'assaut par la population deux ou trois heures avant la rupture du jeûne. C'est d'ailleurs cette pratique qui permet aux gens de garder un poids stable voire d'en perdre durant ce mois malgré le fait que les repas soient très copieux le soir.

Exercice intense

Lorsque les efforts sont plus intenses comme par exemple les sprints, les courses à pieds prolongées, une séance de vélo et de fitness intense, l'effort doit être assez bref et répété au minimum. Au-delà des premiers efforts, les performances seront affectées.

Il vaut mieux effectuer vos séances quelques heures après un repas, pour avoir de l'énergie disponible, mais sans toutefois être ballonnés.

Comme on l'a dit précédemment, la musculation peut être pratiquée à jeun si les séries et la séance sont courtes. Dans ce cas, le déjeuner se fait généralement juste après la séance.

En conclusion, la pratique d'un sport en complément du jeûne intermittent, plus particulièrement le Fasting, est une excellente façon de brûler de la graisse complémentaire en fin de jeûne pour les exercices peu intenses ou alors de se muscler pendant les périodes d'alimentation.

Cependant, on le répète encore une fois, il faut toujours que vous écoutiez votre corps. Si vous jeûnez et que vous ratez votre séance de sport habituelle ce n'est pas si grave, ne vous forcez pas au risque de vous lasser et de vous frustrer avec le temps.

13 Arrêter définitivement le jeûne intermittent

Lorsqu'une personne se lance dans le jeûne intermittent, l'une de ses principales préoccupations est de savoir ce qui se passera si un jour elle décide d'arrêter l'aventure et de revenir à un rythme alimentaire classique constitué de trois repas.

L'un des effets potentiels de l'arrêt du jeûne intermittent est de revenir au poids d'avant dans le cas où la personne ait maigri.

Cependant il est possible de stopper le jeûne intermittent tout en ne subissant pas un effet « post-jeûne » mais à condition de respecter certaines règles et de se montrer très rigoureux.

Continuer à manger sainement

Si vous décidez d'arrêter le jeûne intermittent, vous devez continuer à manger de la même façon que lors de votre aventure sauf que vos aliments seront répartis en trois repas au lieu de deux ou un seul.

Vous devez toujours privilégier les aliments que l'on a cités précédemment.

Vos repas doivent être riches qualitativement parlant afin d'éviter de grignoter entre chacun des trois repas.

Manger des protéines et du bon sucre après le sport

Si vous aviez l'habitude de pratiquer du sport pendant votre période de jeûne intermittent, alors vous devez continuer à en faire aussi régulièrement.

En plus du fait de maintenir le rythme, il vous faudra aussi conserver de bons réflexes d'alimentation post-sport.

Pour cela rien de plus simple : privilégiez des protéines, comme durant votre phase de jeûne intermittent ainsi que de « bons » sucres comme les bananes, le fruit préféré des sportifs de haut niveau.

Arrêter de manger deux heures avant de dormir

Si vous décidez d'arrêter le jeûne intermittent, l'une des choses les plus simples à faire pour ne pas reprendre du poids est d'arrêter de manger au moins deux heures avant de dormir.

Ce n'est pas toujours facile à faire parce que ça dépend de votre rythme de vie, de votre travail et de votre routine.

Mais il faut essayer de le faire le plus souvent possible afin de dormir l'esprit tranquille et l'estomac léger.

Faire du sport à jeun

On a vu dans la partie précédente que manger à jeun présente de très nombreux avantages dont le principal est que l'organisme à jeun a tendance à utiliser les lipides comme sources d'énergie.

Si votre emploi du temps le permet, cet avantage est facile à conserver même après l'arrêt définitif du jeûne intermittent.

Si vous avez des horaires de travail flexibles essayez au maximum de faire du sport tôt le matin, puis prenez votre petit déjeuner juste après votre séance et juste avant de commencer votre journée de travail.

Si vous ne pouvez pas le faire en semaine essayez de le faire les fins de semaine si votre emploi du temps le permet.

Rester douze heures sans manger

Dernière chose à faire si vous ne voulez pas reprendre du poids après l'arrêt définir du jeûne intermittent : maintenir une durée de douze heures entre le diner (dernier repas de la journée) et le petit déjeuner du lendemain, sans rien manger entre les deux évidemment.

Par exemple, si vous dinez à 20 heures, prenez votre petit déjeuner à huit heures le lendemain matin.

Si vous réussissez à maintenir ce rythme, alors vous garderez l'un des aspects du jeûne intermittent tout en l'arrêtant définitivement.

Cette pratique sera facile à mettre en place psychologiquement vu que vous saurez que vous êtes capables de jeûner bien plus longtemps suite à votre aventure.

En conclusion, il ne faut pas avoir peur d'arrêter le jeûne intermittent, ne vous sentez pas obligés de continuer l'aventure juste par peur de rechuter.

C'est exactement le même cas qu'un régime classique. Une personne qui réussit à perdre des dizaines de kilogrammes suite à un régime restrictif ne va pas rester en régime toute sa vie et ne va pas reprendre du poids suite au retour à une vie alimentaire normale à condition de respecter certaines conditions.

ACTE 3 CAS PRATIQUE

14 Etapes clés

Maintenant que vous maitrisez parfaitement toutes les notions relatives au jeûne intermittent et ses différentes variantes, que vous connaissez tous ses bienfaits, que vous êtes convaincus et que vous êtes aptes à le pratiquer, il est donc temps de se lancer !

Ce cas pratique va vous décrire toutes les étapes du jeûne intermittent depuis la prise de décision jusqu'à son exécution.

Etape 1: définir un objectif

Jeûner c'est bien mais encore faudrait-il qu'il y ait un objectif à atteindre. Vous ne devez pas vous lancer dans cette aventure juste sur un coup de tête ou parce que telle ou telle personne vous en a parlé.

Définir un objectif vous permettra de tout mettre en œuvre pour l'atteindre et aussi de faire les bons choix par la suite.

Voici les principales raisons pour lesquelles une personne se lance dans le jeûne intermittent.

Perdre du poids

Vous le savez désormais, le jeûne intermittent permet de perdre du poids et c'est d'autant plus vrai pour les personnes en surpoids.

Cependant, comme on vous l'a dit auparavant, cet objectif ne doit pas être le seul et unique. Il doit être combiné à d'autres objectifs puisque le jeûne intermittent n'est pas un régime classique.

Se purifier

La pratique du Fasting ou du Régime 5/2 ne vous exposera pas à des risques nutritionnels majeurs et permettra à votre système digestif de se reposer un peu. Le même effet de purification peut se faire sentir suite à un jeûne de 24 heures.

Prévenir ou atténuer un diabète, un cancer, une maladie inflammatoire ou neurodégénérative

Comme on l'a vu avant, le jeûne intermittent a une influence positive sur la prévention mais aussi la guérison de ces pathologies.

Cependant, étant donnée la complexité de ces pathologies chroniques, la pratique du jeûne intermittent doit se faire avec l'aval et l'encadrement de votre médecin traitant.

Etre en bonne santé

Les nombreux conseils fondamentaux visant à privilégier les aliments à indice glycémique faible, les aliments riches en antioxydants (végétaux, baies, thé vert, hibiscus, chocolat noir, curcuma, gingembre, etc.), les bonnes graisses, à limiter vos apports caloriques une à deux fois par semaine à 500 kcal/jour (Régime 5 :2) et à veiller à entretenir votre flore intestinale, sont de sérieux atouts vous permettant d'être en bonne santé maintenant mais également à long terme.

Etape 2- Choisir la méthode

Maintenant que vous avez défini vos objectifs, vous devez choisir la méthode qui vous permettra de les atteindre dans de bonnes conditions.

Lorsque vous choisissez une méthode pour débuter votre aventure, ce choix n'est pas définitif. Rien ne vous empêche par la suite de basculer vers une autre méthode si vous estimez que celle que vous suivez actuellement n'est plus adaptée ou est trop compliquée.

Cependant, on vous conseille de suivre une méthode pendant au moins un mois afin de laisser à votre organisme le temps de s'y habituer, à moins qu'elle soit vraiment difficile à suivre et qu'elle ait des effets néfastes sur votre santé.

Le choix de la méthode dépendra fortement de votre objectif, c'est pour cette raison que ce dernier doit être défini avec exactitude.

Dans tous les cas, quelque-soit votre objectif, on vous conseille encore une fois de débuter par le jeûne intermittent 16 :8, le Fasting, parce qu'il ne présente pas énormément de différences par rapport à une alimentation classique.

De nombreuses personnes pratiquent déjà le Fasting sans le savoir. C'est le cas par exemple des personnes qui sautent le petit déjeuner et qui ne mangent rien entre le diner de la veille et le déjeuner.

Encore une fois, si vous pratiquez beaucoup de sport et que vous avez l'habitude de combiner musculation et sports d'endurance, le Fasting est le meilleur choix possible. Vous pouvez également choisir le jeûne hebdomadaire ou mensuel de 24 heures mais à condition de ne pas faire de sport le jour correspondant au jeûne.

Pour les personnes qui veulent perdre du poids très rapidement, que ce soit par nécessité ou pour se sentir mieux, elles peuvent opter pour la méthode Manger-Stop-Manger qui, bien que plus compliquée que le Fasting, reste vraiment très intéressante. L'idéal est de débuter par un Fasting, puis basculer vers la formule Manger-Stop-Manger, puis revenir encore une fois au Fasting dès qu'apparaissent les résultats souhaités puisque c'est une méthode plus facile à suivre à terme.

Encore une fois, quelque-soit la méthode choisie et bien qu'on ait évoqué les aliments à privilégier, le jeûne intermittent reste une habitude alimentaire. Ce qui compte avant tout c'est le respect des périodes de jeûne et d'alimentation.

Etape 3- Choisir vos horaires

Lorsque vous avez choisi la méthode qui vous convient, il vous faudra choisir les horaires adéquats.

Comme on l'a dit précédemment, il n'y a pas de bons ou de mauvais horaires, tout dépend de vos habitudes.

Vous devez choisir les horaires qui perturberont le moins possible votre routine.

Par exemple, si vous travaillez en entreprise de huit heures à seize heures, que vous avez l'habitude de déjeuner sur place avec vos collègues, que vous faites du sport quotidiennement, que votre objectif est de maintenir un poids optimal tout en favorisant votre développement musculaire et de rester en bonne santé, alors votre choix s'est forcément porté sur le Fasting.

Si c'est le cas et compte-tenu de votre activité quotidienne, vous devez choisir de commencer votre période d'alimentation lors du déjeuner (vers midi forcément) et de l'achever le soir, juste après votre séance de sport.

Si au contraire pour vous le petit déjeuner est important et que vous ne pouvez commencer une journée sans manger le matin alors vous devez opter pour des horaires qui vous permettront de garder le petit déjeuner.

Tout dépend donc de vous et de ce que votre corps vous dit.

Si vous avez défini votre ou vos objectifs, que vous avez choisi une méthode et que vous avez déterminé vos horaires de prédilection, c'est que vous êtes prêts à vous lancer.

Etape 4- Détermination des besoins caloriques

Etant donné que le jeûne intermittent n'est pas un régime, il n'y a aucune indication quant aux aliments et les quantités à prescrire ou à proscrire.

Cependant, il faut que vous ayez une alimentation en adéquation avec l'objectif que vous avez déterminé initialement.

Par exemple, si votre seul objectif est de perdre du poids (et encore une fois c'est une erreur de le faire) vous devez consommer moins de calories lors de votre période d'alimentation. Il s'agira d'une sorte de combinaison entre un jeûne intermittent et un régime classique.

Si au contraire vous voulez maintenir votre poids ou même grossir vous devez profiter de votre période d'alimentation pour prendre des repas assez consistants de telle sorte à apporter à votre organisme les nutriments nécessaires.

Etape 5- Etablir un plan de repas

Une fois que vous vous lancez, il est très utile de mettre en place un plan de repas par jour voire par semaine.

Cette étape n'est pas obligatoire mais elle pourra vous aider à respecter le nombre de calories que vous vous êtes fixés lors de l'étape précédente.

Etape 6- Faire attention à la composition de vos aliments

Si vous arrivez à cette étape c'est que vous êtes bien lancés dans votre aventure.

Lorsque vous choisissez votre méthode, vos horaires, que vous déterminez vos besoins en calories selon vos objectifs et que vous établissez votre plan de repas quotidien ou hebdomadaire, l'étape ultime consistera à bien connaitre et bien comprendre la composition de tous les aliments.

Bien qu'il ne s'agisse pas d'un régime alimentaire restrictif, l'alimentation doit demeurer saine et équilibrée, c'est pour cette raison que le fait de connaitre les aliments est si important.

Il faudra privilégier les aliments décrits précédemment ou des équivalents, des aliments riches en nutriments qui vous permettront ainsi de tenir le coup entre chaque période d'alimentation et donc de jeûner dans les meilleures conditions possibles.

Etape 7- Faire un bilan

Toutes nos félicitations, vous êtes désormais bien lancés dans cette aventure. Mais il faut quand même penser à effectuer un bilan un mois après le début du jeûne intermittent.

Ce bilan consiste à déterminer votre état d'avancement par rapport aux objectifs que vous vous êtes fixés initialement.

Si vous n'êtes pas satisfaits par votre état d'avancement, si vous estimez que vous n'avez pas perdu assez de poids ou encore que vos taux de cholestérols ou de glucoses sont assez hauts, alors ça voudra dire que vous devez basculer vers une autre méthode ou tout simplement garder la même mais changer votre façon de vous alimenter et éliminer petit-à-petit les aliments susceptibles de ralentir votre progression.

Si vous ressentez le besoin d'effectuer un bilan avant en raison de problèmes de santé ou de motivation alors n'hésitez pas à le faire et à consulter votre médecin traitant en cas d'apparition de symptômes gênants.

15 Exemple de journée-type

Vous connaissez maintenant les différentes étapes clés qu'il faut suivre pour réussir facilement un jeûne intermittent.

Revenons maintenant au cas dont on a parlé juste avant, c'est-à-dire de la personne qui travaille en entreprise et qui fait du sport régulièrement.

Comme on l'a dit cette personne devrait commencer par un jeûne intermittent 16 :8 ou Fasting.

Voici un exemple de journée type correspondant à la plus célèbre des formes de jeûne intermittent.

06h30-07h30 : Réveil et préparation du déjeuner si nécessaire, prendre un grand verre d'eau, un thé vert ou un jus de citron pressé non sucré
08h00 : Arrivée à l'entreprise
De 08h00 à 12h00 ou 13h00 : Eau, thé vert, thé noir. Il faut essayer de ne pas boire de café sinon vous risquez d'irriter votre estomac vide.
A partir de 12h00 ou 13h00 : Déjeuner (premier repas de la journée).

Pour ce premier repas de la journée, il faut privilégier des aliments faciles à digérer (légumes cuits, fruits) puisque ce repas fait suite à seize heures de jeûne, il faut donc y aller tout doucement.

Lors de ce repas il faut privilégier les bonnes graisses comme les poissons gras, les huiles d'olive, de noix ou de coco ainsi que des épices pour accompagner le tout.

Voici un exemple de déjeuner :
- Une assiette de crudités comprenant du concombre, du fenouil, des radis et des carottes,
- Une portion de poisson gras, ou trois œufs ou une portion de protéines végétales, avec des légumes verts cuits à la vapeur, avec herbes et épices

encore une fois
- Une portion de Mozzarella. Vous pouvez opter pour d'autres formages sains comme la Feta, le fromage bleu ou le fromage suisse. Il faut savoir que la Mozzarella contient moins de sodium et de calories que la plupart des autres fromages et qu'une portion de 30 grammes contient :
Calories : 85
Protéines : 6 grammes
Graisse : 6 grammes
Glucides : 1 gramme
Sodium : 176 mg (7% de la valeur nutritionnelle de référence)
Calcium : 14% de la VNR.

De plus, la mozzarella contient des bactéries agissant comme probiotiques, notamment des souches de Lactobacillus casei et de Lactobacillus fermentum et comme on l'a dit auparavant ces probiotiques sont très importants pour l'entretien de votre flore intestinale.

- Une poignée de noix, que vous pouvez remplacer par des amandes ou des noisettes, un fruit ou une pâtisserie légère.
16H30: Départ de l'entreprise
17h00 : Collation à base de thé vert, thé noir ou café noir, smoothie de fruits rouges, un avocat ou un morceau de pain complet
17H30-19H : Sport
20h00 ou 21h00 : Dîner (dernier repas de la journée)
Pour ce repas qui va clôturer la période d'alimentation et entamer une nouvelle période de jeûne, on ajuste les portions de féculents et de céréales en fonction des dépenses énergétiques de la journée.
- Une soupe une salade composée accompagnée d'un morceau de pain complet.
- Un filet de dinde ou de poulet (pour ne pas remanger du poisson) avec des légumes verts.
- Une petite portion de féculents ou de céréales (quinoa, pomme de terre, patate douce, riz, pâtes complètes, lentilles, pois chiches, fèves…). Si vous constatez que vous n'arrivez pas à atteindre vos objectifs vous pouvez prendre cette portion un jour sur deux ou carrément l'éliminer.
- Un fromage blanc ou un yaourt.

CONCLUSION

Toutes nos félicitations ! Vous êtes arrivés au bout de ce livre et vous avez désormais tous les outils nécessaires pour commencer un jeûne intermittent dans de bonnes conditions, avoir des résultats à moyen terme mais aussi pour stopper l'aventure si vous en ressentez l'envie ou la nécessité.

Comme vous l'avez vu, ce nouveau mode alimentaire, encore un peu méconnu en France mais très pratiqué à travers le monde, a des vertus insoupçonnables jusqu'à maintenant. En Allemagne le jeûne intermittent est une pratique déjà bien établie, des cliniques dédiées y sont installées et il est même remboursé la plupart des cas.

Comme vous l'avez vu également, le jeûne intermittent est une habitude alimentaire facile à mettre en place et qui présente un énorme rapport bénéfices/risques et est bien plus simple à suivre qu'un régime classique plus restrictif.

Le jeûne intermittent a de nombreux bienfaits, prévient et soigne des maladies de plus en plus résistantes aux médicaments.

On nous a toujours dit que l'on ne peut pas survivre en restant plusieurs heures sans manger, sans prendre de petit déjeuner ou si on ne mange pas trois ou quatre fois par jour ; si vous vous lancez dans cette aventure, vous verrez que l'on peut survivre sans manger et vous allez complètement changer de vision par rapport à toutes les idées reçues.

Si vous voulez vous lancer à l'assaut du jeûne, parlez-en à votre médecin traitant en cas de doutes pour que vous soyez sûrs de faire partie des personnes aptes à le faire.

Le jeûne intermittent a déjà changé la vie de millions de personnes à travers le monde et représente le présent et surtout l'avenir.

La santé de l'Homme ne demande que ça !

À PROPOS DES AUTEURS

Nous sommes deux pharmaciens passionnés de diététique et de sport convaincus qu'une bonne hygiène de vie réussira à baisser la consommation en médicaments, ce qui est un comble pour des pharmaciens !

Notre objectif est de partager avec le plus grand monde nos conseils ainsi que les connaissances que nous avons pu acquérir.